# LA

# SYPHILIS INFANTILE

## CONSEILS

Donnés aux Sages-femmes, chargées des vaccinations

PAR

### LE Dr FIESSINGER (DE THAON)

ÉPINAL
CHARLES FROEREISEN, LIBRAIRE-ÉDITEUR
1881.

# LA

# SYPHILIS INFANTILE

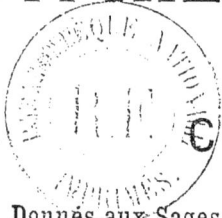

## CONSEILS

Donnés aux Sages-femmes, chargées des vaccinations

PAR

LE Dr FIESSINGER (DE THAON)

ÉPINAL

TYPOGRAPHIE ET LITHOGRAPHIE HENRI FRICOTEL

1881.

LA

# SYPHILIS INFANTILE

## CONSEILS

donnés aux sages-femmes, chargées des vaccinations

―――――○―◁◇◇◇▷―○――――

Le but de la vaccination est de préserver de la variole. Faite dans de bonnes conditions, c'est une opération bénigne qui n'entraîne que rarement des accidents sérieux. Un mouvement fébrile prononcé, une inflammation du tissu cellulaire des bras et de l'aisselle, suivie de temps à autre d'un érysipèle, d'autres fois le développement de quelques pustules en dehors des points inoculés, telles sont les principales complications à redouter. Peu fréquentes, elles sont en général peu graves.

Mais pour que la vaccination reste une opération inoffensive, il faut que la sérosité vaccinale destinée à l'inoculation provienne ou directement d'un animal (génisse), ou d'un enfant considéré à juste titre comme étant en bonne santé et descendant de parents bien portants.

Le vaccin animal qui jouit d'une grande vogue à Paris de 1866 à 1870 est tombé dans un discrédit à peu près complet. Les personnes qui en subirent l'inoculation ne furent qu'imparfaitement préservées des atteintes de la variole et dans l'épidémie de 1870 plus de cinq mille morts attestèrent le peu d'efficacité de ce nouveau mode de vaccination.

La sérosité vaccinale tirée des pustules d'un enfant est infiniment plus active : les pustules se développent plus rapidement, la dessiccation se produit dès le douxième jour, tandis qu'il faut atteindre le seixième pour arriver à la même période dans la vaccination animale. Le résultat définitif est enfin mieux assuré et l'immunité vis-à-vis de la variole est acquise avec plus de certitude. Les avantages de cette vaccination sont donc considérables, mais ils ne doivent pas faire oublier les dangers qui s'y rattachent dans quelques circonstances dépendantes de la santé de l'enfant.

Comme dans certains départements de France, c'est aux sages-femmes que sont dévolus les soins de cette opération, nous croyons utile d'attirer leur attention sur une complication terrible qui s'attaque quelquefois aux enfants passant par leurs mains. Nous voulons parler de la transmission de la syphilis par la sérosité vaccinale.

Bien des sages-femmes n'ont sans doute jamais songé à rechercher cette maladie chez les nouveaunés. Elles la verraient qu'elles n'en reconnaîtraient pas les symptômes inconnus pour elles. Or la syphilis est fréquente dans de nombreuses localités : elle tend chaque jour à le devenir davantage et la vaccine agit comme puissant auxiliaire pour faciliter cette généralisation. De sorte qu'un moyen prophylactique d'une maladie peut entrainer la formation d'un état morbide beaucoup plus grave que celui auquel on veut se soustraire.

Cette inoculation de la syphilis par la vaccine est un accident qui est arrivé à des médecins attentifs ; à plus forte raison doit-il se produire entre les mains de sages-femmes plus ou moins ignorantes, auxquelles l'administration préfectorale concède la liberté d'accomplir une opération hors de la portée de leur instruction tout élémentaire. C'est un fait regrettable que de charger une personne d'une mission qu'elle n'est pas apte à remplir, surtout quand cette mission qui a pour but de sauvegarder la santé publique, produit un résultat tout opposé de celui qu'on voulait obtenir. Mais nos regrets exprimés de cet état de choses, nous tacherons d'en atténuer, autant que possible, les conséquences, en insistant sur les dangers de la syphilis infantile, sur la facilité dont jouit cette maladie de se communiquer par la vaccine et sur les symptômes qui servent à la reconnaître.

Loin de nous la prétention d'espérer qu'après la lecture de cette brochure, tous les cas de syphilis infantile se dénonceront aux sages-femmes : un diagnostic certain est souvent difficile à formuler ; mais nous serons arrivés à ce résultat déjà considérable d'éveiller dans leur esprit l'idée d'une complication qui pour être grave, n'en est pas moins fréquente.

La syphilis est une maladie générale qui porte une atteinte profonde au principe de la vie et dont les manifestations multiples (ulcères, éruptions, lésions du foie, du cerveau, etc.) concourent toutes à un même but : la déchéance de l'organisme. Les parents, pour peu qu'incomplètement guéris, ils portent en eux des traces d'infection, la communiquent à leurs enfants.

Les pauvres petits êtres déjà frappés dans le sein de leur mère, périssent souvent avant d'avoir atteint le terme de leur développement : une fausse-couche les expulse dans les premiers mois de la grossesse. Dans d'autres cas l'accouchement se fait le neuvième mois. Mais la déception de la mère est d'autant plus forte qu'elle avait nourri ses espérances plus longtemps : l'enfant est mort-né. S'il advient que le nouveau-né survive, tantôt il se présente au monde avec tous les signes d'une infection invétérée : la peau sale et ridée en fait un petit vieillard décrépi, et peu d'heures après sa naissance, se développent sur la paume des mains et la plante des pieds, des bulles remplies d'une sérosité jaunâtre qui ne tardent pas à crever en donnant issue à un liquide semi-purulent et à laisser sous elles des ulcérations d'aspect blafard entourées d'une auréole bleuâtre. Dans ces conditions l'enfant ne tarde pas à succomber. Tantôt, et c'est là le cas qui va surtout nous occuper, le nouveau-né bien portant dans les premières semaines, commence à dépérir dans un laps de temps qui varie du quinzième au quarantième jour. C'est le moment choisi par la syphilis pour éclater.

L'appétit se perd, les digestions deviennent pénibles. La diarrhée fréquente amène la nutrition insuffisante du petit malade. La respiration devient plus difficile par l'inflammation de la membrane muqueuse du nez : un rhume de cerveau se produit qui attire l'attention par sa persistance et la présence dans le liquide écoulé de quelques stries de sang et d'une certaine quantité de pus. Ce liquide irrite les parties au contact desquelles il stagne : les ailes du nez et la lèvre supérieure s'ulcèrent et se couvrent de croûtes à côté desquelles suintent des fissures excoriées. Des pustules plates se développent autour de la bouche et de l'anus. Des aphtes à la face interne des joues se rencontrent à côté d'ulcérations plus rares siégeant sur le voile du palais. Des éruptions de diverse nature envahissent la peau : ce sont tout d'abord des taches foncées, brunâtres, cuivrées, siégeant principalement aux membres inférieurs, plus rarement à la face. Elles se confondent souvent par leurs bords et donnent à la peau un aspect luisant.

Au voisinage de la bouche et de l'anus, dans les plis articulaires et cutanés se creusent des ulcérations humides à suintement abondant. Sur la paume des mains et la plante des pieds la peau s'épaissit et se fendille : elle se détache par plaques isolées qui mettent à découvert des surfaces bleuâtres. Des boutons remplis d'un liquide limpide ou purulent qui affectent particulièrement les plis des organes génitaux et les fesses, s'ulcèrent et guérissent difficilement. Des bulles, comme celles dont nous avons parlé plus haut, se rencontrent aux mains et aux pieds. La figure de l'enfant offre une teinte terreuse, bistrée, toute particulière ; les cils sont rares et tombent pour faire place à une éruption cutanée. Les mains amaigries présentent une inflammation localisée au pourtour des ongles : la voix est rauque, la vue baisse. Le ventre est tuméfié, quelquefois une péritonite se déclare. Les symptômes les plus divers peuvent s'affirmer comme signes de la syphilis infantile. Nous ne signalons que les principaux, certain que la description des autres ne ferait qu'ajouter à la confusion du tableau que nous venons d'exposer.

La coloration particulière de la face, le rhume du cerveau, les fissures aux lèvres et à l'anus se présentent comme les plus essentiels pour l'affirmation du diagnostic. Il est nécessaire pour les sages-femmes de les rechercher avec d'autant plus de soin qu'ils précèdent en général les diverses éruptions cutanées dont l'aspect hideux, en frappant davantage la vue, indique en même temps un degré plus avancé dans l'évolution de la maladie.

La syphilis se développe par la vaccination : c'est là une vérité constatée depuis longtemps et que de nouvelles observations viennent confirmer chaque jour. Pour qu'aucun doute ne subsiste dans l'esprit des incrédules, nous allons relater un certain nombre de faits, qui, pour être consignés dans les ouvrages de science, n'ont que rarement été portés à la connaissance du public. On verra combien peuvent devenir grands les dangers des vaccinations et de quelles précautions elles doivent être entourées.

Au commencement du siècle, un médecin anglais constata le premier chez les enfants vaccinés une maladie qu'il déclara nouvelle et désigna sous le nom de gale vaccinale. Des ulcérations se manifestaient à la suite des piqûres vaccinales et la maladie qui était contagieuse, guérissait par le mercure. C'était la syphilis.

Dans une communication de Viennois à l'Académie de médecine en 1865, nous trouvons les observations suivantes :

*Observation de Cerioli 1821.* — Une enfant trouvée, une petite fille de trois mois servit à vacciner

46 enfants en une seule séance. Elle parut saine ;
son vaccin fut très régulier. Cependant parmi les
46 vaccinés, 6 seulement eurent une vaccine régulière. Chez presque tous les autres enfants, à la place
des piqûres, se montrèrent des ulcères recouverts de
croutes permanentes ou des ulcères indurés. Ces accidents arrivaient lorsque les croûtes vaccinales
étaient tombées. Plus tard, ulcères de la bouche et
des parties sexuelles : éruptions crouteuses sur les
cheveux, taches cuivrées sur le corps. Ces accidents
se communiquèrent aux nourrices et aux mères de
ces enfants et consistaient en ulcères produits par
l'allaitement. La maladie fut méconnue au début,
mais les accidents devinrent si intenses qu'une com-
mission, dont Cerioli était le secrétaire, fut nommée
pour étudier l'épidémie. Elle fut reconnue pour syphilitique et traitée par le bichlorure de mercure à
l'intérieur et les frictions mercurielles à l'extérieur.
*Dix-neuf enfants étaient déjà morts.* Sous l'influence
du traitement, la mortalité s'arrêta.

*Observation de Tassani 1841.* — En 1841, le
docteur Bellani, médecin vaccinateur de Grumello,
province de Crémone, se servit du liquide vaccinal
d'un enfant P. C... pour vacciner 64 enfants appar-
tenant à 4 communes. Le père de P. C... avait contracté la syphilis en 1840, hors du lit conjugal.
Chez quelques enfants la vaccine fut régulière ; chez
d'autres il survint aux points vaccinés, à la chute

des croûtes vaccinales, des ulcères indurés. Plus
tard, ce n'est pas seulement aux anomalies des pustules vaccinales que la maladie se borna ; il apparut
chez la plupart des vaccinés, sur divers points du
corps d'autres formes morbides et principalement aux
aines, aux parties génitales, au pourtour de l'anus,
dans la bouche, des ulcères avec un fond irrégulier,
et des taches de couleur brune. Les mères et les
nourrices ne furent pas épargnées ; les symptômes
furent intenses, d'autant plus que leur caractère fut
méconnu au début, et que la maladie put se développer à l'aise en l'absence du traitement spécifique.

Et comme plus tard les enfants et les femmes qui
les avaient allaités furent traités convenablement par
le mercure, en graduant la dose selon l'âge des sujets,
tous guérirent ; mais déjà *huit enfants étaient morts
ainsi que deux nourrices.*

Pitton en 1844, Peccaldi en 1845, publièrent l'un
deux cas, l'autre trois cas de syphilis survenus après
la vaccination. Wegeler en 1850, nous affirme que
sur dix familles qui se firent revacciner, 19 individus
sur 24 furent atteints de syphilis.

*Observation du vétérinaire B...* — Le 14 et 15
février 1849, un vétérinaire, auquel les journaux
allemands ont voulu conserver l'anonyme, revaccina
dix familles avec le vaccin d'un enfant E... qui le
14 février 1849, n'avait aucune trace d'éruption cutanée, et qui le 21 avait une éruption syphilitique

des plus évidentes. Presque tous les revaccinés dont l'âge variait de onze à quarante ans, devinrent malades.

Au bout de trois à quatre semaines apparurent simultanément sur la place des piqûres, des ulcères qui avaient tout-à-fait le caractère syphilitique, et plus tard des manifestations secondaires de la syphilis : angine, éruptions, maux de tête. De fortes doses de mercure furent nécessaires pour amender les accidents.

*Observation du docteur Hubner.* — Le 16 juin 1852, le docteur Hubner vaccina à Freienfels 13 enfants avec le vaccin d'un nommé Keller, âgé de 3 mois, fils de Marguerite Keller, célibataire, âgée de 29 ans. Marguerite Keller était syphilitique et son fils mourut dans le marasme, après avoir présenté des signes de syphilis héréditaire.

Sur ces treize enfants, huit devinrent plus tard malades : les uns eurent une vaccine régulière, les autres non. Mais au bout de 15 jours, tous les 8 enfants eurent aux points vaccinés des ulcères suivis, trois mois plus tard, d'accidents généraux.

Les nourrices furent affectées, ainsi que les personnes qui étaient appelées à leur donner des soins. C'est ainsi qu'une servante de 70 ans contracta un ulcère de la lèvre en embrassant sans précaution, un enfant contaminé. Cet ulcère fut suivi d'accidents généraux. Deux bonnes contractèrent un chancre de l'avant-bras à l'endroit où reposait le siège de l'enfant, quand elles le portaient. Ses enfants avaient des ulcérations syphilitiques à l'anus.

En 1857, près de Florence, 8 enfants devinrent syphilitiques après la vaccination. A Rivalta, en 1861, à la suite de deux vaccinations espacées de dix jours, on constata dans le premier cas 38 enfants sur 47 qui furent infectés ; dans le second cas 7 sur 17 prirent la même maladie.

Voici un tableau statistique indiquant le rapport qui a existé dans certains cas entre le nombre d'enfants vaccinés et de ceux qui ont contracté la syphilis à la suite de la vaccination. Nous relatons les faits les plus probants, ceux seulement dont l'authenticité est incontestable.

Faits de :

| | | | | | | | |
|---|---|---|---|---|---|---|---|
| Cerioli | . . . . . | . 46 vaccinés | | 40 infectés | | 6 sains | |
| Fassani | . . . . | . 64 | — | 46 | — | 18 | — |
| B..., vétérinaire | . | . 24 | — | 19 | — | 5 | — |
| Hubner | . . . . | . 13 | — | 8 | — | 5 | — |
| Monel de New-York | . | 1 | — | 1 | — | » | — |
| Marcolini | . . . | . 40 | — | 40 | — | » | — |
| Viani | . . . . . | . 2 | — | 2 | — | » | — |
| Lecoq | . . . . . | . 2 | — | 2 | — | » | — |
| Galligo | . . . . | . 14 | — | 14 | — | » | — |
| Pacchiotti | . . . | . 63 | — | 46 | — | 17 | — |

| Bidart . . . . . | 6 vaccinés | » infectés | 6 sains |
|---|---|---|---|
| Moulain. . . . . | 30 — | » — | 30 — |
| Schreier. · . . . | 2 — | » — | 2 — |
| Trousseau . . . . | 5 — | 1 — | 4 — |
| Devergie . . . . | 1 — | 1 — | » — |
| Hérard . . . . . | 1 — | 1 — | » — |
| Sébastien . . . . | 2 — | 1 — | 1 — |
| Académie de médecine | » — | 11 — | » — |
| Observés à Auray. . | » — | 60 — | » — |

Si nous comparons certains de ces résultats les uns aux autres et en tenant compte des détails donnés dans quelques-unes de nos observations, voici ce que nous remarquons : Tout d'abord les syphilis ont eu pour origine dans quelques cas la sérosité vaccinale d'un enfant de trois mois qui ne présentait à cette époque aucune trace d'infection. Quoique les signes de la maladie se dénoncent en général avant cette époque, il est donc plus prudent d'attendre qu'un nouveau-né ait atteint l'âge de quatre mois avant de consacrer son vaccin à l'inoculation d'autres personnes.

Un autre fait qui nous frappe par sa singularité, est celui-ci : la vaccine syphilitique semble très-incertaine dans son action, tantôt tous les enfants vaccinés sont infectés, tantôt une partie reste saine, tantôt il n'en est pas un qui soit atteint. Cette diversité dans les résultats a été interprêtée de diverses manières : La plupart des auteurs admettent que la sérosité vaccinale seule ne produit pas la syphilis ; mais que son mélange avec un sang infecté est au contraire très dangereux : tandis que le vaccin inoculé à l'état de pureté, fût-il recueilli sur une pustule d'un enfant malade, ne déterminera jamais la contagion, ce même vaccin strié de sang l'entraînera à coup sûr, Quoique cette hypothèse ne soit pas acceptée par tout le monde, il n'en résulte pas moins la nécessité de formuler ce précepte : il est toujours plus prudent, dans les vaccinations sur des enfants douteux, de veiller à ce que la lancette ne soit jamais maculée de sang.

Les signes de la syphilis vaccinale ne diffèrent en rien des accidents ordinaires de la syphilis. La maladie met en général deux semaines à se développer, et ce n'est qu'à la chute des croûtes vaccinales qui s'opèrent vers le quinzième jour, que des ulcères caractéristiques (chancres infectants) apparaissent à la place des piqûres primitives. Les accidents généraux sont plus ou moins hâtifs ; dans l'observation du docteur Hubner ils ont tardé trois mois : dans deux cas isolés que nous avons rencontrés, ils se sont manifestés dès la quatrième semaine : l'un des enfants âgé de six mois était à cette époque atteint de taches foncées aux membres, l'autre âgée de six mois présentait une éruption squameuse sur le dos. Tous deux souffraient d'un rhume de cerveau opiniâtre : ces symptômes disparurent en même temps que les ulcérations vaccinales sous l'influence d'un traitement mercuriel. Il faut ajouter que ces enfants provenaient de parents bien portants, et que leur âge relativement avancé (6 mois et 10 mois) éloignait l'idée d'une syphilis héréditaire ravivée à la suite de la vaccination.

La vaccine jouit, en effet, de ce triste privilège de contaminer non seulement des enfants sains, mais de déterminer l'éclosion de la maladie chez ceux qui, avec tous les attributs d'une bonne santé, portent dans leur sein les germes de l'infection. Inutile d'ajouter que les faits précédemment relatés se rapportent à des syphilis vaccinales primitives nullement dépendantes d'un état morbide antérieur de l'enfant. La vaccination n'a jamais dans ces cas réveillé un mal latent : elle a greffé la syphilis sur des organismes sains et elle seule doit supporter la responsabilité des accidents qui ont suivi. Les enfants dont le sang est vicié par l'inoculation de cette maladie, étant âgés de quelques mois à l'époque de la vaccination, sont moins gravement atteints que les malheureux infectés dès leur naissance. Une bonne moitié de ces derniers meurent dans le cours de la première année ; beaucoup guérissent parmi les autres quand ils subissent un traitement approprié.

La médication doit être instituée aussitôt que possible et d'une manière énergique. Dès qu'un enfant manifeste quelques symptômes de nature douteuse, les sages-femmes préviendront le médecin. Il serait imprudent de leur part de mettre leur amour propre à formuler un traitement dont les indications difficiles exigent de nombreuses connaissances chez celui qui l'entreprend.

En résumé, que les sages-femmes prennent de grandes précautions et usent d'une prudence continue dans ces transplantations de vaccine des pustules d'un enfant aux bras d'autres personnes, nouveau-nés ou adultes. Le vaccin doit toujours être pris sur un organisme sain. Quand les sages-femmes trouvent un enfant bien portant, dont les parents bien constitués habitent depuis assez longtemps le pays pour qu'elles aient pu s'assurer de leur moralité : quand la mère de l'enfant, ayant eu des grossesses antérieures, les a menées à terme sans qu'une fausse couche en interrompe le cours ; quand, au contraire, elle a donné naissance à des nouveau-nés qui ont vécu et prospéré ; quand tous les membres de la famille, père, mère, enfants, jouissent d'une santé également bonne, alors seulement que les sages-femmes choisissent un enfant de cette famille pour tirer de ces pustules vaccinales le virus inoculateur.

Il vaut mieux que ce ne soit pas un premier né, car la santé des aînés et leurs antécédents morbides aideront, comme renseignements, à mieux juger la constitution du cadet. Si leur état général est mauvais, il est prudent de s'abstenir. Que les sages-

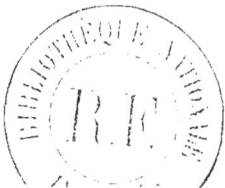

femmes s'adressent à une mère qui aura eu deux ou trois enfants, une grosse campagnarde dont la vigueur se retrouve dans ses rejetons, qu'elles attendent que son dernier-né aient atteint quatre mois et alors seulement qu'elles s'en servent pour leurs vaccinations.

Si elles rencontrent un enfant syphilitique, qu'elles le vaccinent à part, et, l'opération terminée, qu'elles nettoient avec soin la lancette dont elles ont fait usage ; il serait préférable de laver tout instrument dont elles se sont servi chez un enfant infecté, dans une solution d'alcool phéniqué. Deux lancettes, dont l'une serait destinée à l'inoculation des enfants bien portants et dont l'autre serait réservée aux syphilitiques, constitueraient même un progrès. Jamais les soins de propreté ne sont excessifs.

Nous avons terminé cet aperçu rapide de la syphilis vaccinale ; puisse-t-il, en faisant entrevoir cette conséquence terrible de la vaccination, inspirer quelque prudence aux sages-femmes !

# DU MÊME AUTEUR

De l'élimination des éléments sulfurés par les urines — Nancy 1879.

Sur un cas d'ostéite névralgique du tibia guérie par la trépanation. — (in *Revue médicale de l'Est*, 15 juillet 1880.)

La fièvre typhoïde à Thaon. — (Communication à la Société de médecine de Nancy). Rapport de M. le professeur Hecht, in *Revue médicale de l'Est*, 1er avril 1881.

Contribution à l'étude de la cachexie pachydermique. — In *Revue médicale de l'Est*, 15 mai 1881.

A propos de la vaccination obligatoire. — Lettre in *Revue médicale de l'Est*, 15 juillet 1881.